NOTE

SUR LA

STATION THERMO-MINÉRALE D'HAMMAM-R'IRHA

PAR

LE Dr FERNAND DUBIEF

ANCIEN INTERNE DES HÔPITAUX
PRÉPARATEUR D'ANATOMIE A L'ÉCOLE DES BEAUX-ARTS
DE LYON

PRIX : 50 CENTIMES

ALGER
IMPRIMERIE J. PÉCHAUZET, RUE DES CONSULS, 22

1878

NOTE

SUR LA

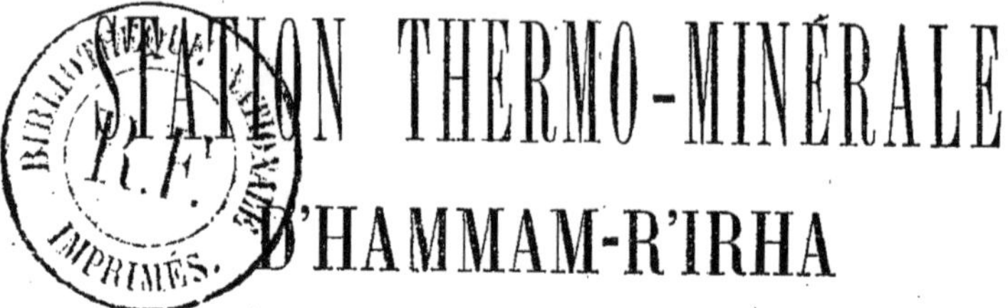

STATION THERMO-MINÉRALE D'HAMMAM-R'IRHA

PAR

LE Dr FERNAND DUBIEF

ANCIEN INTERNE DES HÔPITAUX
PRÉPARATEUR D'ANATOMIE A L'ÉCOLE DES BEAUX-ARTS
DE LYON

PRIX : 50 CENTIMES

ALGER
IMPRIMERIE J. PÉCHAUZET, RUE DES CONSULS, 22

1878

VUE DE L'ÉTABLISSEMENT DES BAINS

NOTE

SUR LA STATION THERMO - MINÉRALE

d'Hammam-R'Ihra

I

TOPOGRAPHIE. — AQUÆ CALIDÆ

Au nombre des richesses de la riche Algérie, il faut compter les eaux minérales.

Ses nombreuses sources étaient presque toutes connues avant l'occupation française. Les ruines qu'on trouve dans leur voisinage et les légendes qui nous sont parvenues prouvent que les Romains et les indigènes en savaient tout le prix.

Le Soulthan Sliman (on rapporte ce titre au roi Salomon) dans sa sollicitude pour les hommes, fit jaillir des flancs de la terre des sources propres à la guérison de toutes les maladies et les entoura de chapelles (zaouïa, qoubba), dont il confia la garde à des ministres qu'il choisit, pour qu'il restassent discrets et fidèles, aveugles, sourds et muets. Peut-on suspecter si irrévérencieusement ses propres saints !

Mais, s'il fut généreux pour le monde, le Soulthan paraît

avoir doté avec une prédilection toute particulière la terre d'Afrique.

On y trouve, en effet, des eaux minérales, salines, sulfureuses, ferrugineuses, gazeuses, froides et chaudes. C'est Hammam-Berda, entre Bône et Constantine, avec son bois sacré d'oliviers, Hammam-Meskoutine, à portée de Bône et de Guelma, Salah-Bey et le Hammam, près de Constantine; le Hammam-bou-Sellam, près du Bou-Thaleb; les bains de la Reine, à trois kilomètres d'Oran; c'est Hammam-Melouane, au milieu des gorges de l'Atlas, dans le lit torrentueux de l'Harrach, Mouzaïa-les-Mines, près Médéa; Ben-Aroum, près Dra-el-Mizan, en Kabylie; Aïoun-Sekhakhna, dans la Bou-Zarria, aux portes d'Alger; j'en passe et peut-être des meilleures. Enfin, Hammam-R'Irha, dont nous allons tenter de faire connaître les précieux avantages, car, *dans ce pays où tout est organisé* (style officiel), elles seules peuvent, grâce à l'initiative d'un homme de progrès, offrir aux malades le confortable sans lequel tout traitement hydrothérapique est illusoire, quand il ne devient pas dangereux.

Entre la partie occidentale de la Mitidja et la vallée du Chélif, à 12 kilomètres du village de Bou-Medfa, petite station de la ligne d'Alger-Oran, à 26 kilomètres E.-N.-E. de Milianah, sur la rive gauche de l'Oued-Hammam, au milieu des marnes grises du terrain tertiaire moyen qui court sur une assez grande étendue à l'O. et au N.; à cinq kilomètres N.-E. du pied du Zaccar-Chergui, sur le revers S. du Djebel-Hammam-R'irha à six cents mètres d'altitude environ, en face du petit village franc-comtois de Vesoul-Benian, dont les sépare le lit de la rivière, jaillissent les sources de la station thermo-minérale d'Hammam-R'irha.

C'était là que florissait, sous le règne de l'empereur Tibère, vers l'an 32 de notre ère, la ville romaine d'*Aquæ-Calidæ*. C'est là qu'une main audacieuse a entrepris de faire renaître de ses ruines cette cité qui fut autrefois « *le rendez-vous général des malades et des amateurs de bains.* »

Les rares renseignements recueillis au milieu des débris épars de son antique splendeur semblent attester qu'*Aquæ*

Calidæ, située dans une région où la fréquence des tremblements de terre est très grande, fut plus d'une fois, à des âges différents, ruinée et reconstruite (1).

« L'aspect des marnes tertiaires grises, dures, schisteuses, parfois semblables à celles qui sont englobées entre les salbandes des grands filons métallifères de Mouzaïa, parfois recouvertes d'un enduit extérieur jaune verdâtre, qui pourrait être dû à la présence du sulfate de fer, tout semble témoigner, dit M. Ville, d'une action ignée énergique. »

Il y a plus d'un siècle, un archéologue anglais, le docteur Shaw, dans la description qu'il donnait de ces ruines, parlait des vestiges d'un antique rempart, d'un bâtiment à colonnades situé au centre de la ville et d'un monument en forme de temple qui la dominait. Il décrit deux bassins d'inégale grandeur, destinés l'un aux Juifs, l'autre aux Mahométans, et comme perdus dans les ruines des galeries et des constructions qui s'élevaient alentour, mais dont Berbrugger, en 1843, ne retrouvait plus aucune trace.

Et, ne savons-nous pas, en effet, que, chez les Romains comme chez les Grecs, les établissements de bains publics faisaient partie de splendides édifices auxquels on donnait le nom de Gymnase ?

Vitruve ne nous a-t-il pas admirablement décrit ces palais des bains, somptueusement distribués, ces jardins admirables et ces vastes galeries ornées de riches colonnades qu'affectionnait le sybaritisme romain ?

Des stèles à personnages ou à inscriptions fort intéressantes, dont nous devons les dessins à M. le lieutenant Guiter, des sculptures qui paraissent être d'ordre ionien, quelques médailles, des pierres sculptées et des fûts de colonnes qui accusent nettement l'époque de Constantin ; de nombreux ustensiles de formes diverses dont nous devons la découverte à M. le lieutenant Marquez ; l'existence d'une vaste nécropole à 1 kilomètre S. de l'hôpital militaire actuel, les traces

(1) Le Djebel Hammam-R'irha fait partie d'un groupe formé de dépôts sédimentaires appartenant au terrain tertiaire moyen qui se rapporte au système du *soulèvement lent*.

d'un immense incendie qui a dû être causé par quelque formidable tremblement de terre ; tout cela accuse à la fois la célébrité et la splendeur d'*Aquæ-Calidæ* et les catastrophes nombreuses dont elle fut plusieurs fois victime.

Quelques ossements gigantesques trouvés au milieu des ruines de tombeaux maçonnés d'une dimension exagérée, l'amour du merveilleux et l'ignorance de l'anatomie comparée aidant, ont pu faire croire à l'existence d'une race de géants. M. Berbrugger pense qu'il s'agit simplement d'ossements dus à des animaux de grande taille et il appuie son opinion sur la présence d'un vertèbre de cachalot trouvé dans l'Oued-Hammam et qu'on peut voir dans les collections de la direction des mines.

Aujourd'hui, on ne trouve plus que quelques tronçons de colonnes, des tombeaux, vastes monolithes de grès, des thermes brisés, et quelques fragments de ces conduits que les Romains désignaient sous le nom de *calix* et qui étaient destinés à amener les eaux dans les grandes piscines et dans les réservoirs particuliers. Ou bien encore des pierres de taille disséminées en assez grand nombre sur une large étendue et formées soit de travertin, soit de grès calcaire jaunâtre, appartenant au terrain tertiaire moyen du Djebel-Bouhaya.

Le christianisme, après la chute des empereurs romains, proscrivit le libertinage qui s'était glissé dans les établissements de bains publics, et peut-être fut-ce encore là une des causes pour lesquelles ces édifices furent négligés et tombèrent en ruines.

A l'aspect de ces débris épars, qui marquent la place de splendides constructions, n'est-on pas tenté, sachant qu'il en fut des établissements de bains publics comme des cirques, des basiliques et des amphithéâtres, qui tous se ressemblaient, de reconstruire en rêve ces thermes à la façon de ceux de Titus, de Caracalla ou de Dioclétien ?

Ici, le portique supporté par de hautes colonnes, avec ses corridors et ses galeries conduisant aux salons réservés aux savants, aux philosophes et aux poètes et donnant accès dans les salles destinées aux gardes, aux esclaves, aux divers commerces, aux salles à manger *(diœta)* et aux chambres de bains qui entouraient la grande cour carrée aux bancs de pierre *(ambulaerum)*. Là, l'emplacement demicirculaire où l'on s'exerçait à la lutte et aux jeux de force et d'adresse et les gradins d'où les spectateurs suivaient les exercices en plein air, et plus loin le temple et toute cette ville avec son mouvement, son bruit et sa vie !

Et plus tard, après nous ne savons quels formidables cataclysmes, comme la scène change, et quel contraste !

Plus rien, pas une misérable masure pour s'abriter ; au milieu des décombres, quelques familles juives ou arabes, campées à l'ombre des oliviers ou des bouquets de lauriers-roses ; à terre, à côté du feu du bivouac, quelques nattes et les objets nécessaires aux sacrifices et aux cérémonies religieuses qui accompagnent les ablutions, aux branches les haïcks; et sur les bords de l'étroit sentier, un mulet ou un maigre cheval brouteurs paisibles.

Par moments, le silence de cette solitude est troublé par les *you! you! you!* des femmes qui prennent leur bain en invoquant Sidi Sliman, le saint marabout, patron vénérable de toutes les eaux salutaires !

Et puis, plus rien !

II

DESCRIPTION — CLIMATOLOGIE

Aujourd'hui, Hammam-R'Irha semble revenir à la vie.

On y arrive par la vallée de l'Oued-Hammam, qui semble être le résultat d'un déchirement violent dû à l'éruption de la dolérite dont on trouve de gros blocs au pied du Zaccar. Du haut du Djebel Hammam-R'Ihra, dont la route sillonne les

2

flancs, glissent jusqu'au lit de la rivière de grands dépôts de travertin calcaire. Au milieu de ces montagnes ravinées par de nombreuses sources jaillissantes qui paraissent être en rapport, dans leur cours souterrain, avec le massif secondaire du Zaccar et provenir toutes d'une même nappe d'eau. Dans ce paysage heurté, tourmenté, violenté, déchiré par de fréquentes et énergiques secousses, la végétation est très-irrégulière. A côté de rochers chauves, où apparaissent de rares touffes de lentisques et de jujubiers, on aperçoit sous leurs tapis verdoyants des collines et des plateaux riches en terre végétale où le blé et la vigne croissent vigoureusement, des montagnes couvertes de belles forêts de pins résineux et de chênes verts, surtout sur le revers nord, et un peu partout de grands caroubiers à la frondée sombre, des tamarix au feuillage léger comme une dentelle, et, surtout dans le voisinage des sources, des lauriers-roses où pendent en grappes des troupeaux de chèvres à la voix cassée comme une toux de vieille femme et des aubépines que le printemps couvre de neiges parfumées.

Disséminés dans cette campagne, se trouvent les rares gourbis appartenant aux Arabes de la tribu des Beni-Menad, dont les silhouettes blanches se découpent çà et là sur le fond sombre de la forêt ou sur le bleu profond et lumineux du ciel.

Le paysage n'est pas sans grandeur.

Ici, ces montagnes aux flancs balafrés comme par une hache gigantesque ; cette rivière, hier, torrent impétueux et mugissant, aujourd'hui, léger ruban argenté, miroitant au soleil et comme perdue au milieu de son large lit de galets; là-bas, en face, le joli village de Vesoul-Benian, avec son air d'aisance et de bonheur, joyeusement assis sur un plateau aux riches cultures; là, le Zaccar, haut de plus de 1,700 mètres, dont la masse grise coupe à grands traits rudes le ciel ou se perd dans les nuages et que les feux du soleil couchant font ressembler à un énorme flambeau ou au cratère embrasé d'un volcan en éruption.

Au nord, la montagne prend un tout autre aspect; c'est

une série de mamelons boisés qui montent et descendent capricieusement dans un horizon limité; si l'on se tourne à l'Orient, au contraire, rien n'arrête plus les regards : on suit la vallée de l'oued Djer à perte de vue; au loin apparaissent les arètes basses du Sahel, adoucies par la brume et sur lesquelles le Tombeau de la Chrétienne se détache comme une gigantesque tortue arétée; plus loin encore, à côté de la montagne de Cherchell, et comme une légère buée, la mer!

» Allons à la mer le plus souvent que nous pourrons, car la santé est là, dit le Dr Burggraeve. »

L'aphorisme est vrai, et cependant certains médecins redoutent pour leurs malades les excitations trop vives produites par l'air de la mer et les envoient à une certaine distance de la côte.

Si A. Latour, Bedves, Laennec, Dutrouleau et tant d'autres ont chanté les bienfaits de l'air maritime, combien, d'autre part, n'a-t-on pas vanté, et avec raison, les stations voisines des forêts de pins! Par la plus heureuse coïncidence, Hammam-R'Ihra unit aux avantages de l'air de la mer, qui lui apporte matin et soir sa fraîcheur et ne lui arrive qu'après avoir perdu, à cause de la distance, un peu de son énergie d'action, ceux d'un air pur, doux et tout chargé des émanations bienfaisantes des grandes forêts de pins qui couvrent la montagne.

A cette altitude, on est à l'abri des émanations paludéennes nées des débordements de la rivière; même au printemps, où le piton du Zaccar rassemble les nuages; même pendant les orages, qui sont fréquents, les hauteurs barométriques ne subissent pas de grandes variations.

La température y est à peu près égale; soit dans la même journée, soit d'un jour à l'autre, on n'y constate pas ces écarts considérables qui rendent meurtriers certains climats, d'ailleurs très-séduisants. La température maxima est, pour l'Algérie, relativement peu élevée. La moyenne est de 18° à 19° au thermomètre centigrade, en avril. L'hygromètre, au contraire, subit des variations très-grandes et très-irrégulières dans la même journée; ce phénomène, de l'avis de

M. le docteur Besançon, qui a fort bien étudié la climatologie du pays, semble dépendre de l'instabilité du vent, car il est peu de localités où sa direction change aussi fréquemment que dans celles-ci. Les couches inférieures de l'atmosphère sont seules ainsi agitées par les courants qui viennent des vallées et des gorges des montagnes environnantes.

Les avantages d'un tel climat sont inestimables. N'y eût-il pas d'eaux minérales à Hammam-R'Ihra, certains malades y trouveraient encore la santé, grâce à ces excellentes conditions atmosphériques.

Mais si l'on pense, d'une part, à la richesse des sources qu'on y rencontre, et de l'autre, aux nombreuses maladies dont elles guérissent, ne voit-on pas l'avantage précieux qu'ont les malades de pouvoir, grâce à un ciel toujours clément, continuer, même pendant l'hiver, un traitement que la mauvaise saison eût interrompu partout ailleurs, avant qu'il eût produit son effet, ou en compromettant un résultat incomplètement acquis ?

III

L'HOPITAL MILITAIRE ET L'ÉTABLISSEMENT CIVIL

L'autorité militaire, bien avisée, sut comprendre, dès l'année 1841, quels services immenses pourrait rendre aux malades de ses infirmeries un établissement hospitalier situé dans un pareil milieu, et y construisit, sur l'emplacement d'anciens thermes romains, un hospice composé de trois bâtiments rectangulaires et parallèles, exposés au Levant et reliés entre eux, du côté sud, par un quatrième bâtiment perpendiculaire, réservé oux officiers. L'hôpital s'ouvre au nord, sur une belle cour spacieuse.

L'un contient toutes les annexes (cabinets du médecin et de l'officier comptable, salle à manger des officiers, logement du garde, etc.), le second, les salles des malades, et le troisième, les chambres de bains, les cabinets de douche et les trois piscines, qui sont d'origine romaine, comme le prouvent les larges dalles polies dont elles sont garnies et les restes d'une muraille en ciment.

Ces piscines sont alimentées par trois sources d'eaux chaudes. Deux jaillissent près d'une roche calcaire qui sert de fondation à l'un des murs du pavillon des bains. La première, qui donne environ 4,000 litres par heure, a une température de 45° à 46°. La seconde, beaucoup moins abondante, est aussi moins chaude. Sa température, au thermomètre centigrade, varie de 42° à 43°. La troisième a seulement 40° et sert au réservoir à douches. M. Lelorrain en a indiqué une quatrième, à fleur de terre, au fond de la piscine inférieure.

Aujourd'hui, une centaine de malades environ sont régulièrement hospitalisés pendant chacune des trois saisons instituées par le ministre de la guerre (du 15 avril au 25 mai, du 25 mai au 30 juin et du 15 septembre au 15 octobre). Et il n'est pas douteux que d'ici à peu de temps, l'hôpital militaire d'Hammam-R'Ihra soit appelé à fonctionner pendant tout le cours de l'année.

A cent cinquante mètres environ de l'hôpital militaire, s'élèvent aujourd'hui les importantes constructions de l'établissement civil, désigné sous le nom de *Grand Hôtel des Bains.*

Il se compose de trois corps de bâtiments construits en étage sur le roc, à deux cents mètres au-dessous des ruines d'*Aquæ Calidæ.*

Le voyageur qui arrive de Bou-Medfa par les petits sentiers de la montagne ou par la route aux nombreux lacets parallèles qui la sillonne, aperçoit tout d'abord, au premier plan, deux pavillons carrés, surmontés de dômes à la façon des maisons mauresques, séparés par une large ouverture qui donne accès dans une première cour carrée, où s'ouvrent les chambres et les piscines au nombre de quatre, destinées exclusivement aux Arabes. A un second étage, en reculement, un large plateau supporte le gros des constructions. Trois bâtiments rectangulaires, à rez-de-chaussée simple, laissant entre eux deux cours plantées de mûriers, s'avancent parallèlement jusqu'au bord de la terrasse qui domine les dômes des piscines arabes, et d'où la vue s'étend depuis le Zaccar jusqu'à la montagne de Cherchell, en suivant la vallée de l'oued Hammam. Le bâtiment central se termine par un gracieux pavillon aux fenêtres mauresques : c'est le café.

Enfin, au troisième plan, perpendiculairement aux trois bâtiments que nous venons de décrire et fermant les deux cours en arrière, s'élève un gracieux chalet. Au rez-de-chaussée sont les grandes piscines, les cabinets de bains, les chambres de douches, etc.; une ancienne colonnade mauresque supporte une galerie circulaire qui donne accès, au premier étage, à de coquettes chambres destinées aux baigneurs.

De nombreuses dépendances : écuries, remises, jardin potager, verger et quelques terres, maigre concession d'une administration peu soucieuse ou trop ignorante des intérêts vrais du pays, complètent l'établissement (1).

---

(1) Des plantations de platanes ont parfaitement réussi et forment, aux portes de l'établissement, une magnifique salle d'ombrage. « Elles donnent l'espoir, écrivait M. le docteur Lelorrain, il y a bien des années, que des plantations nouvelles, des travaux de défrichement et de culture, des irrigations bien entendues, l'aménagement et la distribution convenable des eaux aujourd'hui perdues, transformeront cette colline en l'un des plus riants séjours de l'Afrique ! La nature semble avoir accumulé tous les éléments nécessaires à cette brillante métamorphose. Par quelle singulière destinée certaines localités, moins heureusement partagées, sont-elles appelées à prospérer ? Quel génie y conduit la foule, lorsque, auprès des eaux chaudes d'Hammam-R'Ihra, le malade ne trouve pas même une misérable masure pour s'abriter ? Inconcevable abandon de la part de l'administration et de la part de l'industrie privée.

L'industrie privée a fait aujourd'hui largement son devoir. L'administration a-t-elle fait le sien? On construit à Hammam-R'Ihra un village fort coûteux, c'est vrai; mais les conditions de vitalité de cette création ont-elles été suffisamment étudiées? Dans ce pays, *où tout est organisé*, quel est le fonctionnaire, chargé de ce soin, qui soit venu étudier sur place les bonnes et les mauvaises chances de l'entreprise? Tous nos administrateurs ont-ils donc le cœur et l'esprit occupés ailleurs ?

Il importe qu'aucun de ceux qui ont accepté ou qui se sont donné la mission de travailler à la prospérité de la colonie, ne se désintéresse de questions aussi importantes que celles qui touchent à la santé publique. Combien ne voyons-nous pas d'Algériens quitter, à certaines périodes de l'année, le centre de leurs occupations, souvent au prix de grands sacrifices, toujours au détriment de la richesse du pays, pour aller en France ou à l'étranger, demander aux villes d'eaux un secours contre des maladies dont ils désespèrent de trouver la guérison en Algérie, tandis que les sources bienfaisantes, mais inexploitées de la colonie, continuent à se perdre inutiles ?

IV

SOURCES

Les sources d'Hammam-R'irha se divisent en deux catégories : 1° des sources salines, sulfatées, calciques, à base de chaux dominante, chaudes et froides ; et 2° des sources gazeuses, ferrugineuses et acidules, bicarbonatées, chaudes et froides;

Comme leur composition, leurs propriétés chimiques, physiques et médicales sont très différentes : — celles-ci représentent Pougues et Orezza, par exemple ; — celles-là Vichy, Encausses, Bagnères-de-Bigorre, en France, ou Lucques, en Italie.

Les eaux potables proviennent de deux sources : l'une située à 500 mètres environ de l'hôpital militaire ; l'autre, la source du Tremble, jaillit à l'ombre d'un gros bouquet de lauriers-roses dans une des crevasses de la montagne. Elles fournissent une eau limpide, inodore, incolore, à saveur un peu fade, légèrement alcaline et parfaitement propre à la cuisson des légumes. Leur température est de 12° à 15° centigrades. Toutes les sources d'Hammam-R'irha, dit le docteur Lelorrain, sourdent d'un calcaire d'eau-douce qui constitue la base de la colline et, après avoir traversé les couches des terrains tertiaires, elles arrivent à la surface du sol par des fissures naturelles. Leur débit total est de plus de 40,000 mètres cubes par 24 heures.

C'est peut-être dans la pensée qu'on pouvait les utiliser comme force motrice, à cause de leur abondance et de la hauteur de chute jusqu'à l'oued Hammam, qu'on a multiplié, d'une façon exagérée, les lots industriels à concéder à cette région.

Nous devons les différentes analyses qui ont été faites de ces eaux, à des époques différentes et qui, toutes, à quelques nuances près, leur reconnaissent les mêmes caractères, à MM. O. Henry, Tripier, de Marigny, Duplat, Morin, et plus récemment à MM. les chimistes de la direction des Mines, chargés de les étudier, en vue de l'Exposition universelle.

Deux sources salines chaudes, marquant 44°, captées à peu de distance de l'établissement civil, suffisent largement à en alimenter les piscines. Toutes les eaux salines chaudes, outre leur caractère commun de thermalité, sont analogues, quant à leurs propriétés chimiques, physiques et médicales.

Elles sont alcalines, elles contiennent, en proportions variées, des chlorures de sodium et de magnésium, des sulfates de soude, de magnésie et de chaux, des carbonates de chaux et de magnésie et de l'acide sulphydrique qui se forme par la décomposition des substances organiques charriées.

Elles sont claires, incolores et d'une limpidité parfaite, à moins qu'on ne remue la vase ; elles prennent alors une odeur nauséeuse, qu'augmente le refroidissement. « Quand on les agite, dit le docteur Peray, leur saveur est douce si elles sont chaudes et aigrelette si elles sont froides. Leur densité est de 1,0029. Elles dissolvent faiblement le savon. »

Elles déposent à leur surface, sous l'influence des rayons solaires, de la barégine. Elles revêtent les parois des conduits où elles passent d'un plâtre dur, formé de sels de chaux. Cette particularité démontre qu'elles ont, comme les sources du Puy-de-Dôme, des propriétés incrustantes.

Médicalement, on peut les administrer sous forme de boissons, de bains ou de douches, chaudes ou froides.

Chaudes, leur action est excitante ; froides, dit *une note du Conseil de santé dans l'instruction sur l'emploi des eaux minérales naturelles,* elles doivent être conseillées aux malades envoyés près de la source thermale, qui sont atteints de quelques-unes des affections contre lesquelles les eaux de Vichy sont spécialement recommandées.

La source ferrugineuse chaude est inexploitée ; elle est sitùée au milieu des ruines d'*Aquæ-Calidæ* ; son débit est très considérable ; elle mesure environ 70° au point d'émergence. Elle est claire, transparente, à saveur stypique inodore. Elle précipite du sesqui-oxyde de fer et du sous-sulfate ferrique. C'est une des plus précieuses et dans peu de temps elle viendra enrichir l'établissement civil.

Le 29 avril 1878, sous la conduite de M. le conseiller général Al. Arlès-Dufour, concessionnaire des eaux, M. le docteur Renard, médecin-major et moi, nous allâmes visiter la source chaude ferrugineuse, afin d'observer son débit, de mesurer, une fois de plus, sa température, et de la soumettre, de nouveau à l'analyse, quand il vint à l'idée de notre guide de faire quelques recherches à deux cents mètres environ au couchant, et à peu près au même niveau, dans un point où, au mois de décembre précédent, l'eau avait apparu, pendant quelques jours, à la suite d'un léger tremblement de terre.

A 60 centimètres de profondeur, l'eau apparut, mais, tout-à-coup, sous un effort de pioche qui déplaça de grosses pierres, la source se mit à bouillonner et à faire irruption au milieu d'un dégagement abondant de gaz : on eût dit une marmite en ébullition dont on enlève le couvercle. Nous fûmes frappés de la thermalité excessive de cette eau. Elle coule aujourd'hui limpide et claire. Son débit est excessivement abondant. Sa saveur est légèrement fade ; elle est inodore et dissout mal le savon, qui se précipite assez vite en flocons. Elle laisse sur son passage un dépôt ocreux très épais.

Tout porte à croire qu'à part la température, qui est encore beaucoup plus élevée, elle est analogue à la source ferrugineuse chaude déjà connue.

La source ferrugineuse froide est captée à 1.500 mètres de là, dans un pavillon dû au génie militaire. Elle s'échappe d'une vasque à trois orifices. C'est là que les malades viennent boire.

Elle est limpide, à saveur fraîche, piquante et métallique inodore, acidule, d'une température de 18°, elle s'altère promptement à l'air et à la lumière.

Elle contient des chlorures de sodium et de magnésium, des sulfates de chaux, de magnésie et de soude en proportions abondantes, des carbonates d'ammoniaque, de chaux, de magnésie, de strontiane et du fer tenu en solution par l'acide carbonique. Elle dépose aussi de la barégine et prend, en se décomposant, une odeur sulfhydreuse. — On y a noté la présence de phosphates et les boues paraissent contenir des traces d'arsenic.

Les analyses des eaux de la source ferrugineuse ont pourtant présenté quelques dissemblances ; on a, si nous sommes bien renseigné, nié chez elles la présence du fer. Nous ne pouvons expliquer cette erreur que par un examen superficiel et tardif d'une eau renfermée dans des bouteilles mal bouchées et décomposées pendant le transport.

Cette eau abandonne, en effet, très facilement, son acide carbonique libre, et alors le fer se précipite en flocons insolubles.

Il est probable qu'avec des soins d'embouteillage convenables, on arrivera à lui conserver toutes les propriétés qu'elle présente à la source.

Sou goût atramantaire très manifeste et le précipité noir qu'elle forme avec toutes les liqueurs qui contiennent du tannin, démontrent la présence du fer. — Elle est, du reste, très sensible à tous les réactifs de ce métal. Le gland doux donne immédiatement la réaction rouge-groseille, et au bout de quelques instants, par le ferrocyanure de potassium, l'eau prend une superbe couleur bleu de ciel.

La présence du fer et du manganèse s'explique du reste fort bien par l'infiltration lente qui se fait au travers des couches schisteuses qu'on rencontre dans le voisinage.

A Hammam-R'Irha, tout le monde boit comme un régal l'eau de la source du pavillon ; elle est gazeuse et d'un goût exquis, malgré une saveur métallique ; elle pique un peu la, lèvre et mêlée au vin elle forme une boisson des plus agréables ; mais sa principale qualité est d'être éminement digestive et tonique.

Au goût, disait à la société de météorologie le Dr Besançon, l'analogie avec l'eau de Vichy est des plus grandes, et je crois sincèrement qu'une personne à qui on présenterait indistinctivement de l'eau de la source froide et acidule d'Hammam-R'Irha ou celles de certaines sources de Vichy, Parc-Mesdames ou Lardy, par exemple ferait difficilement la différence ; si d'autre part, celle d'Algérie n'a pas exactement la même composition chimique, si elle renferme un peu moins de sels de soude, elle contient les mêmes principes ferrugineux, arsénicaux, etc., et il ne saurait y avoir de doute que médicalement parlant elle ne donne les mêmes résultats.

V

ACTION DES EAUX

On peut dire, *à priori,* étant donnés d'une part les caractères physiques et les propriétés chimiques des eaux d'Hammam-R'Ihra, de l'autre les résultats connus, fournis par les eaux des sources thermo-minérales de composition analogue, quels peuvent être leurs avantages et quelles doivent être leurs indications; mais « la médecine thermale est avant tout une affaire d'appréciation et de tact » (Kuhn de Niederbronn) et si l'ancienne renommée de ces sources et certains résultats déjà connus et publiés permettent d'affirmer leur efficacité, le médecin doit toujours rester juge des indications spéciales à chaque malade et nous ne tomberons pas dans l'exagération qui pousse à faire considérér comme une panacée un mode de médication qui, précisément parce qu'il est efficace dans beaucoup de cas, doit avoir ses indications formelles, au moins quant au mode d'application.

Il ne faudrait pas croire qu'il suffise, pour déterminer l'action curative d'une eau minérale, de tenir compte de chacune des substances qu'elle renferme, car de leur combinaison en proportions variées, naît une nouvelle puissance médicatrice, qui donne à l'eau ce que Durand Fardel appelle sa spécialité d'action et celle résultante des différentes vertus réunies des substances qui la minéralisent, peut être bien différente de l'action de chacune d'elles en particulier.

A Hammam-R'Ihra, l'usage des eaux salines et des eaux ferrugineuses, si différentes d'effet, et cependant prises en même temps sous forme de bains, de douches ou de boissons, rend singulièrement compliqué le problème médical, tout en agrandissant le champ ouvert à leur activité.

Les eaux salines chaudes exercent sur la vitalité de nos organes des effets qui tiennent à la température, peut-être même à la nature particulière de la température, à leur électrisation (Scoutetten) et à l'action plus ou moins vive que produisent sur nous leurs principes minéraux. Elles sont alcalines; or le sang et toutes nos humeurs, sauf les sécrétions excrémentielles de la peau et des reins, à l'état normal, sont alcalines. Il faut reconnaître pourtant que le suc gastrique fait exception, mais encore n'est-ce qu'aux époques de digestion.

Puisque les réactions qui ont journellement lieu dans l'économie animale, dit M. Miahle, se passent pour la plupart dans un milieu alcalin, il est incontestable que si ces humeurs viennent à changer de nature, si elles deviennent neutres et surtout acides, il en surgira infailliblement des troubles fonctionnels considérables.

Les eaux alcalines combattent donc en général les prédominances acides que l'on observe dans certaines affections.

Les eaux minérales d'Hammam-R'Ihra, suivant le mode d'application, peuvent avoir :

A. *Une action stimulante :* 1° Sur l'organe cutané par la thermalité et les sels alcalins.

Les phénomènes physiologiques sont facilités, les facultés mentales, d'après Cazenove de la Roche, sont excitées, l'appétit augmenté, la tonicité musculaire accrue et toutes les sécrétions activées. Cette action est assez puissante pour déterminer l'apparition de la fièvre thermale, qui se caractérise par de l'inquiétude, de l'agitation, des insomnies, des céphalées, une sensation pénible de brisement musculaire, des désordres digestifs, le dépôt briqueté des urines et souvent des éruptions de la peau.

2° Sur le système nerveux en général et sur l'axe cérébrospinal en particulier par la chaleur, l'acide carbonique, l'état d'électrisation de l'eau et l'impulsion des douches. Les paralysies partielles, les névralgies sciatiques et les névroses de tout siége et de toute nature, peuvent donc être justiciables de l'action de ces eaux. Mais c'est surtout dans les cas d'affections nerveuses d'origine rhumastismale.

3° Sur le cœur par la chaleur, et l'on doit considérer comme contre-indication les affections de l'organe central de la circulation, et, chez les malades à tempérament plétorique, aussi bien que chez ceux que de longues souffrances ont débilité, la tendance aux congestions brusques.

4° Sur l'estomac par les carbonates et le fer. — Leur usage paraît donc indiqué dans le cas de dyspepsies opiniâtres, qui dénotent l'affaiblissement des forces digestives et cet état d'asthénie intestinale qui suit les phlegmasies chroniques du bas-ventre.

5° Sur les reins par les sels de soude et de chaux.

6° Sur l'utérus par le fer et l'impulsion des douches ascendantes; de là, la propriété merveilleuse que lui attribuaient les anciens de guérir de la stérilité, dans les cas de métrites rebelles, d'affections chlorotiques, d'engorgements et de déviations de l'utérus.

B. L'eau ferrugineuse, employée seule, a une *action réconstituante* spécifique par le fer ; la chlorose, l'anémie, le lymphatisme en indiquent l'emploi; mais on doit en redouter l'action dans les affections des voies respiratoires, et la tuberculose en particulier, du moins à un degré avancé.

C. Les eaux alcalines sont *altérantes ;* on a fait de gros mémoires sur la prétendue anémie alcaline. Nous ne croyons pas que la science soit fixée à cet égard. Dans tous les cas, c'est un point dont le médecin doit rester juge dans chaque cas particulier.

Il est certain que l'introduction d'une certaine quantité d'eau dans le système circulatoire doit produire une action *diluante* du sang, de la bile, des urines et des autres sécrétions.

Mais c'est sur *l'action éliminante* des eaux chaudes que je veux plus particulièrement insister, parce que c'est leur vertu principale d'expulser par les émonctoires naturels, les principes nuisibles introduits dans nos humeurs. La peau et les muqueuses, sous l'influence de l'eau et de la chaleur, sont modifiées ; leur fonctionnement est activé. Certaines maladies de la peau en sont, par cela même, souvent heureusement transformées; il en est de même de certaines affections chroniques des muqueuses. Il est facile de comprendre a similitude des effets produits par une même médication par la similitude des fonctions des deux organes, peau et muqueuse. L'eczema n'est-il pas l'analogue du catarrhe ? (Niemeyer.)

L'action éliminatrice s'exerce sur l'intestin, par les sels alcalins et la magnésie en particulier, sur les reins, par les carbonates de soude et la chaux, etc., etc.

C'est surtout dans les affections chroniques que, grâce à ce pouvoir éliminateur, les eaux d'Hammam-R'Irah, peuvent modifier avantageusement les fonctions de l'économie.

Leur « spécialité d'action » parait s'exercer dans le cas de névropathies ou l'on pourra combiner heureusement le traitement interne de l'eau ferrugineuse et le traitement externe par l'eau saline chaude ; dans les manifestations si multiples de rhumatisme et de la goutte, dans la classe innombrable des affections, des articulations et des os, dans tous les cas de luxation, de fractures et d'entorses anciennes ayant entraîné à leur suite des accidents d'ostéite, d'ostéo-myélite, de névrose, de cicatrices vicieuses, etc.

Dans toute la série des dyspepsies, symptômes si communs et si rebelles en Algérie, des maladies de l'utérus et de ses annexes, des maladies de la peau, et enfin dans toutes les maladies viscérales, chroniques, résultant de l'impaludisme, de l'alcoolisme ou de la syphilis, aussi bien que dans des cas de dispositions cachectiques et scrobutiques.

En un mot, et pour me résumer, je dirai que les eaux d'Hammam-R'Irha, grâce à leur thermalité et à la variété des principes qui les minéralisent, ont une action à la fois résloutive, antiplastique, excitante, reconstituante et tonique, suivant l'emploi qu'on en fait ; elles constituent entre les mains du médecin, une arme puissante contre beaucoup même de ces affections chroniques réputées incurables.

N'est-ce pas là, de quoi attirer à Hammam-R'Irha, au

milieu d'un paysage que la Suisse pittoresque pourrait lui envier, sur ces montagnes où l'air est pur, loin des poussières de la ville, dans un pays de chasse giboyeux et accidenté, à l'abri des grosses chaleurs de l'été et sous un ciel toujours clément l'hiver, quand on sait du reste y trouver un confortable parfait, les malades les touristes et les amateurs de bains ?

Peut-être ne voudrez-vous pas croire à la réalité d'un si séduisant tableau, tant il est invraisemblable de supposer que de pareilles richesses aient pu être si longtemps méconnues de nos administrateurs et de l'industrie privée. Mais alors, que vous dirais-je ?

Allez-y voir !

FERNAND DUBIEF.

APPENDICE

ANALYSES DES SOURCES DE L'ÉTABLISSEMENT CIVIL

A. — *Eaux minérales salines sulfatées à base de chaux dominante, thermales.*

1°. — ANALYSES DE M. MORIN

TABLEAU comprenant les proportions des divers principes acides ou boriques contenus dans un litre de chacune des eaux.

	Hôpital du Dey	Direction des Mines
TEMPÉRATURE :	45°2	45°
Acide carbonique	0.198	0.178
Sulfurique	0.889	0.890
Silicique	0.031	0.008
Phosphorique	»	»
Chlore	0.311	0.311
Potasse	0.058	»
Soude	0.276	0.204
Chaux	0.655	0.678
Magnésie	0.074	0.080
Alumine	0.002	»
Oxyde maganéso-magnés	»	»
Peroxyde de fer	traces	»
	2.494	2.349

TABLEAU comprenant les quantités des divers composés salins hypothétiquement attribués à chacune des eaux.

	Hôpital du Dey	Direction des Mines
TEMPÉRATURE :	45°2	45°
Carbonate chaux	0.207	0.188
Magnésie	0.030	0.012
Manganèse	»	»
Fer	»	»
Sulfate chaux	1.303	1.392
Magnésie	0.172	0.108
Soude	0.017	»
Chlorure sodium	0.439	0.386
Potassium	0.091	»
Magnésium	»	0.080
Silicate de soude	0.069	»
Alumine	0.002	»
Acide phosphorique,	»	»
Oxyde manganéso-magnés	»	»
Peroxyde de fer	traces	traces
Acide silicique	»	»

ANALYSE DE M. TRIPIER

Eau 1,000 gr.

Chlorures : sodium / — magnésium	0.900 gr.
Sulfates : soude / — magnésie	0.100 gr.
— chaux	1.350 gr.
Carbonates : chaux / — magnésie	0.240 gr.
Total	2.590 gr.

ANALYSE DE M. O. HENRY. — Extrait du *Bulletin Acad.-Médec.*, t. XII, p. 957 et suiv. — 1847.)

Eau 1,000 gr.

Sulfates : chaux — soude — magnésie	1.780 gr.
Chlorures : sodium — magnésium	0.810 gr.
Carbonates : chaux — magnésie	0.065 gr.
Sel de potasse	non douteux.
Silice alumine	0.040 gr.
Matières organiques (glairine)	0.087 gr.
Nitrates probables	2.782 gr.
Substances fixes	0.218 gr.
Eau	0.997 gr.
Total	1.000 gr.

Les deux analyses qui précèdent se rapprochent beaucoup l'une de l'autre.

ANALYSE DE M. DUPLAT

Eau 1,000 gr.

Chlorures : de magnésium	0.18512
— de sodium	0.21600
Sulfates : de chaux	1.28600
— de soude	0.02800
— de magnésie	0.02400
Carbonates : de chaux	0.20000
— de magnésie	traces
Silice	0.00800
Matières organiques	0.33942
	2.28654

B. — *Eaux minérales, acidulées et ferrugineuses.*

ANALYSE DE M. MORIN

Proportions des divers principes acides ou basiques contenus dans un litre d'eau.

Tempér. 19°

Acides : carbonique	1.480
— sulfurique	0.619
— silicique	0.011
— phosphorique	traces
— arsénique	traces
Chlore	0.170
Potasse	indices
Soude	0.314
Chaux	0.590
Strontiane	indices
Magnésie	0.065
Alumine	0.002
Oxyde manganéso-magnés	0.001
Peroxyde de fer	0.008
Matière organique azotée	tr. t. lég.
	3.260

Quantités des divers composés salins hypothétiquement attribués aux eaux de la source du *Pavillon*.

Acide de carbone libre	0.8820
Bicarbonate de chaux	0.9411
— magnésie	0.0314
— strontiane	indices
— manganèse	0.0008
— proroxyde de fer	0.0100
Sulfate de chaux	0.5438
— magnésie	0.1623
— soude	0.3425
Chlorures de sodium	0.2801
— potassium	indices

Silicate de soude	0.0240
Alumine	0.0020
Matière organique azotée	tr. lég.
Ars. phosphat	traces
	3.220

Eau et matière azotée 0[0	24.1
Sable, quartz et silice	15.0
Carbonate chaux — magnésie	17.4
Alumine	3.3
Peroxyde de fer	39.8
Oxyde manganéso-magnés	1.1
Phosphate arsén	traces
Ensemble	100.7

ANALYSE DE M. TRIPIER

Eau 1,000 gr.

Chlorure de sodium	0.1957
— magnésie	0.1850
Sufates de chaux	0.7828
— magnésie — soude	0.5570
Carbonate d'ammoniaque	traces
— chaux	0.8070
— magnésie — strontiane	0.0015
Dépôt ocreux contenant du fer combiné aux acides carboniques azotés et un peu d'arsen. Gaz acide carbonique	0.0300
Total	2.5590
Gaz : acide carbonique	0 m. cub. 1360
— azote	0 — 0090

Nous pensons, avec M. Ferraton, « que M. Tripier a opéré sur de l'eau qui avait été transportée d'Hammam-R'Ihra à Alger. »

Analyse des eaux de la source ferrugineuse chaude située dans les ruines. — (M. de Marigny.)

Eau 1,000 gr.

Chlorure de sodium	0.5326
Sulfates de chaux	0.8266
— magnésie	0.2726
— soude	0.4280
Carbonates de chaux	0.2866
— magnésie	0.0500
Sulfate de soude	0.2746
Silice	0.0066
Oxyde de fer et traces de phosphate	0.0266
Matière organique	indéterminée
Total	2.7042

Densité de l'eau : 1.00165

INDICATEUR

Départ d'Alger : 6 heures matin. — 12 heures.
Arrivée à Bou-Medfa : 8^{h}57 m. — 3^{h}58 soir.

Départ d'Oran : 8^{h}50 m.
Arrivée à Bou-Medfa : 7^{h}8 s.

Départ d'Orléansville : 3^{h}5 soir. — 6^{h}50 m.
Arrivée à Bou-Medfa : 7^{h}8 s. — 1^{h}49 s.

Départ de Bou-Medfa : 7^{h}32 m. — 1^{h}49 s. — 7^{h}8 s.
Arrivée à Alger : 11^{h}23 m. — 6^{h}38 s. — 9^{h}58 s.

Départ de Bou-Medfa : 8^{h}57 m.
Arrivée à Oran : 7^{h} s.

Départ de Bou-Medfa : 8^{h}57 m. — 3^{h}58 s.
Arrivée à Affreville : 10^{h}1 m. — 5^{h}19 s.

La voiture de M. Messin est à la gare à tous les trains et fait le service de la gare de Bou-Medfa à l'établissement d'Hammam-R'Ihra en une heure trente minutes. Le prix des places est de 2 fr. 50.

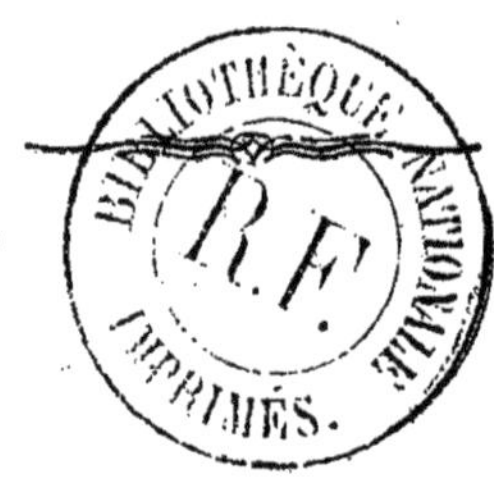

43

www.ingramcontent.com/pod-product-compliance
Ingram Content Group UK Ltd.
Pitfield, Milton Keynes, MK11 3LW, UK
UKHW021533260726
13993UKWH00004B/1971

9 782019 956424